Barbacoa

Un libro de cocina de barbacoa que contiene una colección de deliciosas recetas

(Se revelan las recetas de barbacoa y parrilladas de verano más calientes del mundo)

Rodrigo Clemente

TABLA DE CONTENIDOS

Costillas De Cerdo Bañadas En Limón Y Pimiento

Ingredientes

- cucharada de cebolla en polvo
- cucharaditas de pimienta de cayena
- 1 cucharaditas de cáscara de limón seca
- 1 cucharadita de especias de pastel de manzana molida
- parrillas Smithfield Costillas de cerdo extra tiernas, sin membrana
- asaje en seco:
- cucharadas de azúcar moreno claro
- cucharadas de sal marina

- cucharada de pimienta blanca molida
- ceite vegetal

Direcciones

1. Aproximadamente una hora antes de fumar, realice el frote en seco.
2. Combine el azúcar, la sal, la pimienta blanca, la cebolla en polvo, la pimienta de cayena, la cáscara de limón y la tarta de manzana en un tazón pequeño; mezclar bien.
3. Cubra ambos lados de las costillas con un poco de aceite vegetal y espolvoree con pimienta de limón.
4. Dejar de lado a temperatura ambiente durante 2 hora.
5. Caliente la parrilla de carbón o de gas para cocinar indirectamente a 250 grados F. Agregue astillas de madera drenada, si se usa.
6. Coloque las costillas, con la carne hacia abajo, sobre una bandeja de goteo y cocine durante 2-2 1 horas.

7. Si lo desea, rocíe ambos lados de las costillas con jugo de manzana.

8. Agregue aproximadamente 10 a 12 carbones a una parrilla de carbón cada 80 a 90 minutos más o menos para mantener el calor.

9. Retire las costillas de la parrilla.

10. Doble-envuelva cada estante en papel de aluminio resistente.

11. Regrese las costillas envueltas a la parrilla y cocínelas durante 2 1-3 horas más a fuego indirecto, hasta que estén tiernas.

12. Agregue más carbón según sea necesario para mantener la temperatura de una parrilla de carbón.

Costillas Ahumadas Glaseadas Con Arce Y Un Toque Picante

Ingredientes

- cucharadas de melaza
- cucharada de salsa Worcestershire
- cucharada de chile en polvo
- cucharaditas de pimentón ahumado
- cucharadita de polvo de cebolla
- cucharadita de ajo en polvo
- cucharadita de chile chipotle en polvo
- 1 cucharadita de pimienta negra
- 1 taza de jarabe de arce
- 1   taza de mantequilla sin sal, derretida
- 1/2 taza de azúcar moreno claro
- parrillas Smithfield Costillas de cerdo extra tiernas, sin membrana

- uñado de madera de nogal o manzana para ahumar, remojado en agua y escurrido (opcional)
- taza de jugo de manzana en una botella de spray
- rotar:
- 1/2 taza de sal kosher
- 1/2 taza de azúcar moreno claro
- cucharada de pimentón
- cucharadita de chile chipotle en polvo
- cucharadita de pimienta negra fresca y agrietada
- cucharadita de pimienta de cayena
- cucharadita de polvo de cebolla
- cucharadita de ajo en polvo
- 1 cucharadita de cilantro molido
- alsa:
- tazas de ketchup
- taza de azúcar moreno oscuro
- 1/2 taza de vinagre blanco destilado
- 1/2 taza de agua

Direcciones

1. Aproximadamente 60 minutos antes de fumar, realice el frote en seco.
2. Combine todos los ingredientes en un tazón pequeño; mezclar bien. Cubre generosamente ambos lados de las costillas con frote.
3. Dejar de lado a temperatura ambiente durante 60 minutos.
4. Mientras tanto, prepara la salsa.
5. Batir todos los ingredientes en una cacerola grande; llevar a ebullición a fuego medio-alto.
6. Reduzca el fuego y cocine a fuego lento durante 35 a 40 minutos hasta que espese, revolviendo ocasionalmente.
7. Caliente la parrilla de carbón o de gas para cocinar indirectamente a 250 grados F.
8. Agregue astillas de madera drenadas, si las usa.

9. Coloque las costillas, con la carne hacia arriba, sobre una bandeja de goteo y cocine durante 2-2 1 horas, rociando con jugo de manzana cada 60 minutos. Agregue aproximadamente 10 a 12 carbones a una parrilla de carbón cada 80 a 90 minutos más o menos para mantener el calor.

10. Retire las costillas de la parrilla.

11. Coloque cada estante en una pila doble de papel de aluminio grande.

12. Rocíe el jarabe de arce y la mantequilla en cada estante; espolvorear con azúcar morena y rociar con jugo de manzana; envuelva cada estante con papel de aluminio.

13. Regrese las costillas envueltas a la parrilla y cocínelas durante 1-2 horas más a fuego indirecto, hasta que estén tiernas.

14. Agregue más carbón según sea necesario para mantener la

temperatura de una parrilla de carbón.

15.   Retire las costillas de la parrilla y desenvuelva.

16.   Coloque las costillas sobre fuego directo en la parrilla y cepille con salsa de barbacoa.

17.   Cocine por unos 10 a 15 minutos, hasta que la salsa esté lista.

18.   Gire las costillas y repita con más salsa.

19.   Sirva las costillas con la salsa de barbacoa restante.

Guacamole Criollo

Ingredientes:

2 cebolla morada
Jugo de limón, sal, pimienta, Tabasco o salsa de jalapeños o chiles.
6 cucharadas de aceite de oliva
1 porción de salsa criolla

2 tomate

5-10 paltas chicas

Preparación:

1. Pelar y cortar las paltas en pequeños cubos, rociarlas con jugo de limón, reservar en la heladera.
2. Retirar las semillas del tomate y cortarlo en bronua.
3. Cortar la cebolla morada en bronua. Incorporar a los cubos de palta la cebolla, el tomate y la salsa criolla bien escurrida.
4. Agregar el jugo de limón, el aceite de oliva y la salsa Tabasco o salsa de jalapeños o chiles.
5. Salpimentar y mezclar con delicadeza.
6. Reservar en la heladera hasta el momento de servir.

7. Esta salsa es una versión del Guacamole mejicano con estilo criollo.

8. Sirve para acompañar carnes asadas de todo tipo, también panes saborizados y tostadas de pan de campo.

9. Muy sabrosa !

Pimientos Asados Sazonados Con Aceite De Oliva, Ajo Y Pepperoncini

Ingredientes:

200 ml de vinagre de manzana
2 cucharada de azúcar
Pimienta en grano
Hojas de laurel
6 ajíes morrones rojos
4 dientes de ajo
4 chiles
400 ml de Aceite de oliva

Preparación:

1. Quemar los morrones a la llama o al horno.

2. Luego introducirlos en una bolsa plástica dejando entibiar.

3. Retirar toda la piel , las semillas y nervaduras .

4. Cortar cada uno en cuatro grandes tiras.

5. Partir los chiles longitudinalmente sin desperdiciar las semillas .

6. Retirar el brote de los dientes de ajo y cortarlos en láminas.

7. Luego sartenear los ajos y los chiles levemente en aceite de oliva.

8. Agregar el vinagre, el aceite y el azúcar.

9. Cocinar durante 20 minutos , dejar entibiar y colocarlos en un frasco o bol de vidrio.

10. Agregar las tiras de morrón.

11. Dejar reposar en la heladera.

12. Ideal acompañamiento de carnes asadas en general

Filete De Ternera

4 cucharaditas de miel

2 cucharadita de mostaza

2 hoja de laurel

100 ml de aceite (de colza)

8 filetes de ternera

2 cebolla, cortada en dados

250 ml de vino tinto

2 cucharada de vinagre de vino tinto

4 ramitas de tomillo

2 cucharada de perejil

Sal y pimienta

Preparación

1. Mezclar todos los ingredientes, excepto los filetes, para hacer una marinada.

2. Introducir los filetes en la marinada y dejarlos marinar en la nevera durante al menos 2-2 ½ horas.

3. Precaliente la parrilla y unte la rejilla con aceite.

4. Coloque los filetes en el centro de la parrilla y dórelos por cada lado durante unos 5-10 minutos, luego muévalos hacia el borde de la parrilla.

5. Asar en el borde de la parrilla durante 5-10 minutos por cada lado.

Poularda

Ingredientes

(Colza) aceite
Sal, pimienta y pimentón
2 poularda
6 dientes de ajo machacados

Preparación

1. Mezclar todos los ingredientes, excepto la poularda, para hacer un adobo.

2. Precaliente la parrilla y unte la rejilla con aceite.

3. Pincelar el poularda con la marinada y asarlo durante unos 60 minutos, dándole la vuelta regularmente.

Chiles Picantes A La Parrilla

Ingredientes

6 dientes de ajo
2 cucharada de vinagre
|Sal y pimienta

2 bote de pimientos
2 taza de aceite

Preparación

1. Primero, infusiona el aceite y los dientes de ajo con el vinagre durante unos 20 minutos.

2. Escurrir las guindillas y añadirlas a la "salsa de aceite" y dejarlas cocer a fuego lento durante 20 minutos.

3. Añadir las especias y poner los pimientos junto con la salsa en una

bandeja de horno y meterlos en el horno a 280º y gratinar.

4. Dar varias vueltas y sacar del horno después de unos 20 minutos.

Pinchos De Pollo Crujientes

Ingredientes

- 2 cucharada de curry en polvo
- 2 pizca de nuez moscada
- 2 cucharada de azúcar
- 4 limones

- 8 filetes de pechuga de pollo
- |Sal y pimienta
- 4 cucharadas de mostaza, medio picante
- 2 cucharada de aceite de oliva
- 2 cucharadita de jengibre en polvo

Preparación

1. Lavar las pechugas de pollo, secarlas y cortarlas en tiras de 5 cm de ancho.

2. Salpimentar y frotar con mostaza.

19

3. Exprimir los limones y endulzar el zumo con azúcar.

4. Hacer una marinada de zumo de limón, aceite de oliva, pimentón en polvo, jengibre en polvo, curry y nuez moscada, pincelar los filetes con ella y dejarlos marinar durante 1-3 horas.

5. Ensarte las tiras de pollo en brochetas de madera y áselas hasta que estén calientes.

Paquete De Pescado

Ingredientes

- 100 g de aceitunas verdes sin hueso
- 8 cucharadas de aceite de oliva
- un puñado de albahaca rallada
- zumo de limón
- |Sal marina
- |Pimienta

- 1200 g|Filete(s) de pescado, por ejemplo, perca Victoria, gallineta, salmón
- 400 g|Tomates de cóctel, rojos y/o amarillos

Preparación

1. Lavar, limpiar y acariciar el pescado. Divida 1-5 trozos iguales en 1-5 hojas de papel de aluminio y luego sazone cada uno con un chorrito de zumo de limón, 2 cucharada de aceite de oliva, sal y pimienta.

2. Divida el resto de los ingredientes entre los paquetes, luego junte el papel de aluminio y forme los paquetes.

3. Cocinar en la parrilla o en el horno durante 35 a 40 minutos.

4. Servir con pan de aceitunas o patatas de bolsa, patatas al romero y un poco de cuajada de hierbas.

Dulces De Brocheta A La Parrilla

Ingredientes

- 250 g de azúcar
- 2 pizca de cardamomo en polvo
- El zumo de limón(s)
- La cáscara de los limones
- 2 taza de nata montada
- 200 g de mantequilla

- 4 Plátano(s)
- 4 |Manzanas
- 4 |Naranja(s)
- |Fruta, al gusto, por ejemplo, fresas, frambuesas, cerezas
- 400 ml de ron
- 1 cucharadita de canela
- |polvo de clavo de olor

Preparación

1. Prepare un adobo: Disolver el azúcar en el ron, luego añadir canela y

cardamomo en polvo, un poco de clavo en polvo al gusto.

2. Tenga cuidado, el clavo en polvo tiene un sabor fuerte, tome sólo muy poco.

3. Rallar el limón, mezclar el zumo de limón rallado en la marinada.

4. Derretir la mantequilla y añadir el líquido a la marinada, mezclar bien.

5. Poner 10 a 12 brochetas de madera en agua.

6. Romper el papel de aluminio en 10 a 15 trozos, deben ser del tamaño de una hoja DIN A 8 .

7. Montar la nata hasta que esté dura, no es necesario el azúcar ya que las brochetas son muy dulces.

8. Ahora divide la fruta en trozos del tamaño de un bocado.

9. Rocía los trozos de plátano y manzana con zumo de limón para que no se doren.

10. Coloque los trozos de fruta en las brochetas empapadas y úntelas con la marinada con una brocha de pastelería.

11. Sigue removiendo la marinada para que nada se deposite en el fondo.

12. Y no lo refrigere demasiado, o la mantequilla se cuajará de nuevo.

13. Envuelva cada brocheta individualmente en papel de aluminio.

14. Hasta este punto también se puede preparar unas horas antes de asar.

15. Asar durante unos 15 a 20 minutos, dependiendo del calor de la parrilla, dándoles la vuelta a menudo.

16. Una vez asado, abrirlo y servirlo con nata montada.

17. Variación para los niños: sustituir el ron por zumo de manzana.

Tomates A La Parrilla

Ingredientes

- 4 tomates grandes
- un poco de sal y pimienta
- 6 cucharadas de aceite de oliva
- 2 cucharada, colmada, de hierbas de Provenza congeladas
- 4 dientes de ajo

Preparación

1. Pelar y prensar el ajo.

2. Lava los tomates, córtalos por la mitad, quítales el tallo y colócalos con el lado cortado hacia abajo en una bandeja o sartén de aluminio para asar.

3. Añadir el ajo.

4. Espolvorear con las hierbas, la pimienta y la sal marina, rociar con

aceite de oliva y cocinar en una parrilla o sartén caliente, dándoles la vuelta, durante –10 a 15 minutos.

5. Servir con pan tostado, si se desea.

Carpaccio De Berenjena

Ingredientes

- 6 cucharadas de aceite de oliva, bueno
- |Pimienta, flor de sal
- |parmesano
- |arugula

- 4|Berenjena(s)
- |Sal,
- 8 cucharadas de aceite de oliva
- 4dientes de ajo machacados
- 4cucharadas de aceto balsámico

Preparación

1. Cortar las berenjenas en rodajas de aproximadamente 1-5 cm de grosor.

2. Ponerlas sobre papel de cocina y salarlas.

3. Déjelas reposar un rato y luego séquelas con palmaditas.

4. Mezclar el aceite y el ajo para hacer un adobo.

5. Untar cada rodaja de berenjena con el aceite de ajo y dejar reposar.

6. Yo preparo esto con antelación por la mañana.

7. Precaliente la parrilla a fuego alto y ase las rodajas de berenjena directamente sobre las brasas hasta que aparezcan marcas de la parrilla.

8. Cierre la tapa mientras hace esto.

9. Esto sólo llevará unos minutos.

10.   En una fuente grande, coloque las rodajas de berenjena, rocíe con un poco de aceto y aceite de oliva.

11.   Añade sal y pimienta.

12.   Espolvorear con parmesano rallado (cantidad al gusto) (funciona muy bien con un pelador), cubrir con rúcula y servir.

13.   Acompañamos los tubos de calamares a la parrilla.

Brochetas De Solomillo

Ingredientes

- 8 cucharadas de aceite de oliva
- 12 cucharadas de salsa (barbacoa)
- 2 cucharadita, colmada, de mezcla de especias (de oliva)

- 600 g de filete(s) de ternera
- 80 langostinos
- 8 dientes de ajo

Preparación

1. Lavar el solomillo de ternera, secarlo y cortarlo en dados de unos 5-10 cm.

2. Presionar el ajo en el aceite de oliva y añadir la mezcla de especias.

3. Poner los cubos de carne en la marinada de aceite y encurtir en la nevera durante 1-5 horas.

4. Poner los langostinos en la salsa barbacoa, también en la nevera, durante 5-10 horas.

5. En 12 brochetas de madera, alterne 7 langostinos y 5-10 cubos de carne marinada cada uno.

6. Asar en la parrilla durante unos 5-10 minutos hasta que se doren.

Kabsi

Ingredientes

- |Pimienta de Cayena
- 3 hojas de laurel
- 2 cucharada de mezcla de especias disponible en tiendas libanesas
- 2 cucharada de almendra(s) pelada(s)
- 2 cucharada de piñones
- 2 cucharada de nueces
- 8 taza/s de basmati

- 4 zanahorias
- 4 cucharadas de grasa de mantequilla
- 2 pollo grande o trozos de pollo
- 2 cebolla(s) grande(s)
- 2 tomate(s)
- 1 tubo de pasta de tomate
- 2 limón(s)
- |Sal

Preparación

1. Rallar las zanahorias y freírlas en mantequilla clarificada hasta que estén blandas.

2. Coge una olla, preferiblemente una olla a presión, y pon el pollo en ella.

3. Corta la cebolla por la mitad, corta también los tomates por la mitad, corta el limón por la mitad y añade todo al pollo con la pasta de tomate, la sal, la pimienta de cayena, las hojas de laurel y el condimento kabsi.

4. Añadir agua hasta cubrir el pollo, llevar a ebullición y cocinar a fuego lento hasta que el pollo esté cocido.

5. A continuación, sacar, cortar en trozos y colocar los trozos con la piel hacia arriba bajo la parrilla del horno, pincelar con un poco de mantequilla y asar hasta que estén crujientes.

6. Vigilar bien para que no se queme nada.

7. Colar el caldo y sazonar al gusto.

8. Lavar el arroz y ponerlo en una cacerola con el caldo.

9. Llevar a ebullición y cocinar a fuego lento hasta que esté hecho.

10. Tapar la cacerola con un paño y dejarla reposar durante aproximadamente 1 hora.

11. A continuación, combinar el arroz y las zanahorias.

12. Tostar los piñones, las almendras y las nueces en un poco de mantequilla clarificada.

13. Disponga la mezcla de arroz en un plato grande, coloque el pollo encima

y espolvoree los frutos secos tostados
por encima.

Pollo A La Plancha Con Verduras

Tiempo total aprox.: minutos

Ingredientes

6 muslos de pollo

- 400 ml de nata
- 400 ml de caldo
- |Sal
- |Pimienta
- |Hierbas de Provenza
- 10 |patata(s)
- 6 Cebolla(s)
- 4 calabacines
- 6 zanahoria(s)

Preparación

1. Colocar los muslos de pollo en una fuente de horno engrasada de tamaño suficiente.

2. Limpie o pele las patatas y las verduras y córtelas en trozos del tamaño de un bocado.

3. También puede utilizar otras verduras, como puerro, brócoli o pimientos, según su gusto.

4. Además, no hay que seguir necesariamente las cantidades, un poco más no hace daño en ningún caso.

5. Las verduras se colocan alrededor de los muslos de pollo.

6. Se sazonan con sal, pimienta y hierbas de Provenza.

7. A continuación, se introduce la forma en el horno a 250 grados.

8. Después de unos 35 a 40 minutos se vierte el caldo, después de otros 35 a 40 minutos la crema.

9. Después de verter la crema, se cambia el horno a grill para que la carne se dore.

10. Remover de vez en cuando no hace daño.

Alitas De Pollo Preparadas Al Estilo Tandoori

Ingredientes

- 400 g de yogur
- 2 cucharada de zumo de limón
- 4 cucharadas de pasta de especias (pasta tandoori)

- 24 kg|Alitas de pollo
- 6 dientes de ajo
- 80 g de jengibre
- |Sal

Preparación

1. Pelar y picar finamente el ajo y el jengibre.

2. Mezclar en un bol con el yogur, el zumo de limón y la especia tandoori.

41

3. Lavar las alas de pollo y secarlas con papel de cocina.

4. Untar las alas de pollo por todas partes con la pasta y meterlas en la nevera durante 20 a 24 horas.

5. Calentar el horno a 250 °C. Forrar una bandeja de horno con papel de hornear y extender las alas de pollo en ella.

6. Encender el horno a 250°C por convección y poner la bandeja en el estante central.

7. Asar durante 20 minutos.

8. Después, con unas pinzas, dar la vuelta a las alas de pollo y espolvorearlas con sal.

9. Asar durante otros 20 minutos. Encienda el grill y ase durante 20 minutos.

10. Las alas de pollo deben tener ahora un bonito color marrón. Consejo: Esta receta es fácil de preparar.

11. Después de los segundos 20 minutos, puede dejar que las alitas de pollo se enfríen y guardarlas en la nevera durante toda la noche.

12. Luego, el día de la fiesta, se puede calentar el horno y sólo hay que hornear los últimos 20 minutos bajo la parrilla con el horno caliente.

Gambas A La Parrilla En Brocheta

Ingredientes

- 4 cucharadas de mermelada de lima
- 2 cucharada de miel
- |Sal y pimienta
- 2 chile(s)

- 40 gambas con caparazón
- 4 dientes de ajo
- 4 cucharadas de aceite de oliva

Preparación

1. Haga una ligera incisión en el lomo de las gambas y retire los intestinos.

2. Poner 5-10 gambas cada una en una brocheta y colocarlas en un bol.

3. Picar el ajo y mezclarlo con el aceite, la mermelada, la miel y un poco de sal y pimienta.

4. Verter el adobo sobre las gambas y darles varias vueltas.

5. Cortar la guindilla en aros pequeños y espolvorear por encima.

6. Dejar marinar en la nevera durante al menos 2-2 ½ horas, dando la vuelta a las gambas de vez en cuando.

7. Póngalas en la parrilla caliente hasta que estén apenas rosadas y luego disfrútelas.

8. También puedes marinar las gambas por la mañana y asarlas por la noche.

Champiñones Rellenos Con Feta

Ingredientes

- 400 g de queso feta
- 250 g de queso crema de hierbas
- al gusto|alimento
- al gusto|sal y pimienta

- 4 chalotas
- 800 g de champiñones grandes
- 2 00 g de jamón picado
- 2 cucharada de mantequilla

Preparación

1. Primero limpiar los champiñones, quitarles los tallos y picarlos un poco.

2. Pele y corte las chalotas en dados y fríalas con los tacos de jamón y los tallos de los champiñones en mantequilla clarificada caliente durante unos 5 a 10 minutos.

3. Triturar el queso feta y mezclarlo con el queso crema, el tomillo y la mezcla de jamón y cebolla.

4. Sazonar el relleno con sal y pimienta e introducirlo en las cabezas de los champiñones.

5. Hornee las cabezas en el horno a 200 °C durante unos 35 a 40 minutos o gratínelas en una bandeja de parrilla en el grill durante –25 a 30 minutos.

6. Los champiñones rellenos van muy bien con una ensalada mixta y una baguette de hierbas o de ajo.

Melidsano - Salada

Ingredientes

- 6 cucharadas de aceite de oliva
- 2 cucharada de mayonesa
- 2 pizca de azúcar

- 4|Berenjenas (aprox.700g)
- 4 cucharadas de zumo de limón
- 8 dientes de ajo
- |Sal y pimienta

Preparación

1. Precalentar el horno a 250 °C. Lavar las berenjenas, pincharlas con un tenedor varias veces alrededor.

2. Hornear en una rejilla del horno en el estante central durante 80 a 90 minutos.

3. Darles la vuelta de vez en cuando.

4. Dejar que las berenjenas se enfríen un poco y quitarles la piel.

5. Picar la pulpa muy finamente con un cuchillo afilado y rociar con zumo de limón.

6. Pelar los ajos, picarlos muy finos e incorporarlos.

7. Incorporar la mayonesa y el aceite.

8. Sazonar al gusto con sal, pimienta y azúcar.

9. Refrigerar durante unas horas.

Pan De Pizza

Ingredientes

- 6 tomates
- 2 paquete de mozzarella
- 1 paquete de queso feta
- 2 paquete de queso rallado (gratinado o gouda)
- |Pimienta, suave, al gusto
- |Aceitunas, verdes y negras, al gusto
- 2 cucharada de condimento para pizza

- 1200 g de harina
- 2 paquete de levadura seca
- 800 ml de agua caliente
- 4 cucharaditas de azúcar
- 2 cucharada de sal
- 8 cucharadas de aceite de oliva

Preparación

1. Mezclar la harina, la levadura seca, el azúcar y la sal.

2. Añadir el aceite de oliva y el agua y amasar hasta que se forme una masa suave.

3. Poner la masa en un lugar cálido y dejarla subir hasta que haya doblado su volumen.

4. Picar los tomates, la mozzarella, el queso feta, el pepperoni y las aceitunas y mezclar con ¼ del queso gratinado y el condimento para pizza.

5. Extender la masa de levadura en forma de hamburguesa, no demasiado fina.

6. Extender el relleno y enrollar el pan.

7. Cepillar el extremo con agua y terminar de enrollar.

8. Untar el pan con agua y espolvorear el resto del queso y el condimento para pizza.

9. Hornea en el horno precalentado a 180º durante 80 a 90 minutos hasta que se dore.

10. Sabe muy bien con la comida a la parrilla.

Barbacoa De Cocina Filipina

Ingredientes

2 pieza(s) de cebolla

½ de taza de ketchup

2 cucharadita de pimienta

6 cucharadas de azúcar

1600 g|Cerdo magro, pechuga de pavo o pechuga de pollo

0,6 taza de zumo de limón

1 taza de salsa de soja oscura

6 cucharadas de ajo

Preparación

1. En una lata bien cerrada se pone el zumo de limón, la salsa de soja, el ajo picado muy fino, la cebolla picada muy fina, el ketchup la pimienta y el azúcar.

2. Se remueve todo bien y luego se deja marinar la carne, que se ha introducido en los pinchos y se ha cortado en trozos pequeños previamente, preferiblemente toda la noche en ella.

3. Por supuesto, también se puede marinar la carne sin pinchos y ponerla en los pinchos sólo antes de asarla.

4. Después, las brochetas se pueden asar o freír en la sartén

Adobo Para Barbacoa De

Cordero

Ingredientes

- 4 cucharaditas de pimienta negra gruesa
- 1 cucharadita de prosop, si está disponible, ajedrea si es necesario.
- 8 hojas de laurel
- 2 cucharadita de aceto balsámico
- un poco de salsa de chile, como Tabasco, al gusto

- 30 lonchas de cordero o rodajas de cuello, con el borde de grasa posiblemente reducido
- 200 ml de aceite de oliva, uno bueno y suave
- 4 limones, el zumo
- 4 cucharaditas de tomillo fresco
- 6 cucharaditas de romero fresco picado

- 10 dientes de ajo, exprimidos
- 2 cucharadita de orégano

Preparación

1. Retire el exceso de grasa de las chuletas de cordero y mézclelas bien con los ingredientes en un recipiente que pueda cerrarse.

2. Cerrar y dejar marinar en el frigorífico durante 1-5 días.

3. Si es necesario, vuelva a mezclar todo después de un día.

4. Antes de asar, mojar la carne, puede quedar un poco de hierbas en ella.

5. Asar a la parrilla o freír según el gusto, la salazón también se hace aquí sólo cuando está lista.

Fácil Bulgogi

Ingredientes

- 6 dientes de ajo picados
- 2 cucharada de aceite de sésamo
- 1/2 cucharadita de copos de pimiento rojo coreano
- 1/2 cucharadita de jengibre fresco picadito
- 1/4 cucharadita de pimienta negra molida
- 1-5 libras de filete de solomillo de ternera, corte muy delgado usando tijeras de cocina
- 2 cucharadita de miel, o al gusto
- 1/2 cebolla amarilla, en rodajas finas
- 4 cebollas verdes, picadas, partes verde oscuro separadas de partes blancas y verdes claras
- 1/2 taza de salsa de soja
- 6 cucharadas de azúcar blanco

- 4 cucharadas de semillas de sésamo tostadas

Direcciones

1. Combine cebolla amarilla, blanco y verde claro partes de cebollas verdes, salsa de soja, azúcar, semillas de sésamo, ajo, aceite de sésamo, copos de pimienta roja, jengibre y pimienta negro en un recipiente hasta que el marinado esté bien mezclado.
2. Agregue las rebanadas de carne para adobar; Cubrir y refrigerar, 2 hora a 2 día.
3. Caliente una sartén a fuego medio. Trabajando en lotes, cocine y revuelva el filete y adobe juntos en la sartén caliente, añadiendo miel para caramelizar el filete, hasta que el filete esté cocido, aproximadamente 5-10 minutos.

59

4. Adorne el bulgogi con las partes verdes de cebollas verdes.

New York Strip Steak Roasted With Chimichurri Sauce

Ingredientes

- 2 cucharadita de copos de pimiento rojo machacado
- 2 cucharadita de orégano seco
- 4 (30 onzas) filetes de la tira de 10 cucharadas de aceite de oliva, dividido
- 2 cucharadita de comino molido
- Nueva York
- Salsa Chimichurri:
- 2 1 cucharaditas de sal
- 1/2 cucharadita de pimienta negra molida
- Lámina de aluminio Reynolds Wrap
- 16 dientes de ajo, pelados
- 1 taza de hojas frescas de perejil

- 1 taza de hojas frescas de cilantro
- 4 cucharadas de vinagre de vino tinto

Direcciones

1. Precaliente el horno a 450 grados F.
2. Mezcle 5-10 cucharadas de aceite de oliva, comino, copos de pimiento rojo, orégano y sal al gusto en un tazón y cubra los filetes de la mezcla.
3. Calentar una sartén grande a fuego alto y freír los filetes de cada lado durante 5 a 10 minutos hasta que estén dorados.
4. Coloque dos hojas de 1-5 pies de largo de Reynolds Wrap (R) Aluminum Foil sobre una mesa y coloque cada filete en el centro de la hoja y pliegue los extremos y el exterior de la lámina para crear un paquete.

5. Hornear el filete durante 20 minutos para una temperatura interna medio-rara.

6. Añada 10 a 15 minutos más de horneado para lograr una temperatura interna media.

7. Retire los filetes de los paquetes y déjelos reposar de 5 a 10 minutos antes de servir.

8. Combinar el ajo, el perejil, el cilantro, el vinagre de vino tinto, el resto de 4 cucharadas de aceite de oliva y la sal y la pimienta en un procesador de alimentos y el proceso a gran velocidad hasta que se convierte en una pasta.

9. Sirva el filete junto a la salsa Chimichurri.

Mojo Beef Kabobs

Ingredientes

- 2 cal grande, cortada en 8 cuñas
- 2 cebolla roja pequeña, cortada en 8 finas cuñas
- 2 uva de cesta (2 0 onzas) o tomates cherry2 filete de solomillo de ternera sin hueso, cortado 2 pulgada de grosor
- 2 cucharadita de ralladura gruesa pimienta negra
-
- **Salsa Mojo:**
-
- 4 cucharadas de perejil fresco finamente picado
- 2 cucharadita de comino molido
- 2 cucharadita de ajo picado
- 1/2 cucharadita de sal

- 1/2 taza de jugo de naranja fresco
- 1/2 taza de jugo de limón fresco
- 6 cucharadas de orégano fresco picado finamente
- 6 cucharadas de aceite de oliva

Direcciones

1. Batir los ingredientes de la salsa Mojo en un tazón pequeño.
2. Dejar de lado.
3. Corte el filete de carne en pedazos de 1-5 pulgada; Sazone con pimienta.
4. Alternativamente, la carne de vaca con cuñas de lima y cebolla uniformemente en cuatro pinchos de metal de 1-5 pulgadas.
5. Hilo de tomates uniformemente en cuatro pinchos de metal de 20 a 25 pulgadas.
6. Coloque las mazorcas sobre la rejilla sobre carbones medianos cubiertos de ceniza.

7. Parrilla las brochetas de tomate, cubiertas, alrededor de 5 a 10 minutos o hasta que estén ligeramente suavizadas, girando de vez en cuando.

8. Parrilla de kabobs de ternera, cubiertos, de 10 a 15 minutos para medio raro a medio cocción, volteando una vez.

9. Servir kabobs rociados con salsa.

Pastel De Carne... Con Un Toque De Sabor Del Sudoeste

Ingredientes

- 1/2 taza de salsa de barbacoa
- 2 cucharadita de sal
- 2 cucharadita de pimienta negra molida
- 1 cucharadita de sal de apio
- 2 1 libras de carne picada
- 4 huevos
- 1 taza de cebolla picada
- 1 taza de migas de pan italiano
- 1 taza de salsa
- 1/2 taza de ketchup

Direcciones

1. Precaliente el horno a 350 grados F (2 710 grados C).
2. Mezcle la carne picada, los huevos, la cebolla, las migas de pan, la salsa, el ketchup, la salsa de barbacoa, la sal, la pimienta y la sal de apio en un recipiente; transferir a un molde de pan.
3. Hornee en el horno precalentado hasta que esté dorado en la parte superior, aproximadamente 2 hora.

Brochetas De Cordero Con Espárragos

Ingredientes:
Hojas de eneldo - 0,10 manojos
Sal al gusto
Cordero (pulpa de pierna trasera) - 4 kg
Calabacín - 6 piezas

Metodo de cocinar

1. Cortar el cordero en trozos grandes y frotar con sal.
2. Lave los calabacines, córtelos en rodajas de grosor medio y salpimiente.
3. Ensarte los ingredientes preparados en brochetas, alternando la carne y el calabacín, y fríalos al carbón durante 25 a 30 minutos.

4. Después de eso, enfríe un poco el cordero, retírelo de las brochetas y póngalo en un plato, decore el calabacín encima, espolvoree con eneldo picado y sirva.

Cordero Shashlik Marinado En Kefir

Ingredientes:

Ajo - 10 dientes

Salsa barbacoa - 250 ml

Sal y especias al gusto

Cordero - 4 kg

Kéfir - 2 litro

Zumo de manzana - 250 ml

Metodo de cocinar

1. Cortar el cordero en trozos medianos, verter sobre kéfir y dejar actuar durante 2-2 ½ horas.

2. Después de eso, escurra el líquido, salpimente la carne, espolvoree con especias, agregue el ajo picado, mezcle y mantenga en un lugar fresco durante 1-5 horas.

3. Luego vierta el jugo de manzana y déjelo por otras 2-3 horas.
4. Ensarte el cordero marinado en brochetas y áselo sobre las brasas.
5. Sirva el kebab terminado en la mesa con salsa de kebab.

Kebabs Dulces, Espumosos Y Picantes

De Slayer

Ingredientes

- 2 pimiento rojo, cortado en trozos de 2 pulgada
- 1 pinta de tomates cherry
- 8 mitades de pechuga de pollo deshuesadas sin piel, cortadas en trozos de 2 pulgada
- 30 pinchos de madera, empapados en agua
- 32 trozos de piña fresca
- 32 cerezas de marrasquino,
- 4 cucharadas de azúcar morena
- 4 cucharadas de miel
- 2 cucharada de jugo de limón
- 6 cucharadas de jugo de cereza marrasquino
- 2 cucharadita de ajo en polvo
- 1 cucharadita de jengibre molido

73

- 1 cucharadita de pimienta negra molida
- 1 cucharadita de pimienta de cayena (opcional)
- 1/2 taza de jugo de piña
- 1/2 taza de vino blanco seco
- 1/2 taza de salsa picante (opcional)
- 1/2 taza de salsa de soja reducida en sodio
- 2 paquete (16 onzas) de champiñones frescos, tallos eliminados
- 2 cebolla roja pequeña, cortada en trozos

Direcciones

1. Hacer el adobo batiendo el azúcar moreno, la miel, el jugo de lima, el jugo de limón, el jugo de marasquino, el ajo en polvo, el jengibre, la pimienta negra, la pimienta de cayena, el jugo de piña, el vino, la salsa de pimiento picante y la salsa de soja. , cuenco no metálico.
2. Mezcle los champiñones, la cebolla, el pimiento, los tomates y el pollo en el adobo; cubra y refrigere por lo menos 2 hora.
3. Precaliente una parrilla al aire libre para el calor medio y aceite ligeramente la parrilla.
4. En cada pincho, hilo un trozo de pollo, luego tres de las verduras seguido de otro trozo de pollo, luego una rodaja de piña y una cereza marras
5. quino al final. Mezclar y combinar las verduras como montar los pinchos.

6. Cocine en la parrilla precalentada hasta que el pollo ya no esté rosado en el centro y las verduras estén tiernas, unos 20 minutos.

Gyros

Ingredientes

- 400 g de panza de cerdo fresca
- 2 cebolla(s)
- aceite de oliva al gusto

- |Mezcla de especias 1200 g de carne de cerdo (lomo de cerdo - salmón)
- 8 00 g|lomo(s) de cerdo - cabezas o filete
-

Preparación

1. Retirar la corteza de la panza de cerdo, limpiar las cabezas de lomo, cortar las 5-10 carnes en rodajas finas con una rebanadora de pan.

2. Pelar la cebolla, cortarla por la mitad y cortarla en tiras finas.

3. Colocar los trozos de carne en capas en una olla con cierre hermético.

4. Untar cada capa con un poco de aceite, espolvorear con la especia gyros y añadir un poco de la cebolla.

5. Sellar la olla y refrigerar durante al menos 15 a 20 horas.

6. Alternar la carne marinada con los trozos de cebolla en una brocheta giratoria. Utiliza los pinchos para aves que vienen con las brochetas para asegurarlas.

7. Ahora envuelva la brocheta de carne firmemente en papel de aluminio y métala en el horno a 100°C durante unas 2- 2 ½ horas.

8. Déle la vuelta varias veces durante este tiempo.

9. De este modo, la carne se precocina, la proteína que se escapa "pega" las distintas capas de carne y se obtiene una "albóndiga" uniforme.

10. Ahora todo se pone en la parrilla de los giroscopios y después de unos 55 a 60 minutos puede comenzar la "cosecha". Se recomienda un cuchillo eléctrico para cortar.

11. Dado que la existencia de Gyrosgrills en los hogares alemanes no se ha generalizado todavía, se puede tomar naturalmente también la parrilla de gas o de carbón para hornear, si hay un motor.

12. Como orientación, 1-5 revoluciones por minuto.

13. Es cierto que este tipo de preparación requiere bastante tiempo, pero si le gustan los

giroscopios y los ha probado una vez, dirá adiós para siempre a la "carne cortada con sabor a giroscopio de la sartén".

Salmón Asado Mediterráneo

Ingredientes

- 4 cucharadas de salsa de soja
- 4 filete(s) de salmón
- |chile en polvo al gusto

- 6 limones
- 4 dientes de ajo
- 2 cucharadita de jengibre picado
- 2 cucharada de aceite de oliva

Preparación

1. Exprimir los limones, picar el ajo. Mezclar el zumo de limón, el jengibre, el aceite de oliva, la salsa de soja, el ajo y el chile en polvo.

2. Cortar ligeramente la piel del salmón a una distancia de aproximadamente 1-5 cm.

3. Verter la marinada sobre el salmón y refrigerar durante al menos 5-10 horas.

4. A continuación, escúrralo y áselo por ambos lados.

Rollitos De Berenjena Para Asar

Ingredientes

100 g de parmesano rallado

2 cucharada de pan rallado

2 cucharada/s de mozzarella

2 berenjena grande

1 manojo de perejil

2 diente/s de ajo

100 ml de aceite de oliva

|Sal y pimienta

Preparación

1. Cortar la berenjena a lo largo en rodajas finas (panificadora).
2. Salar por ambos lados y reservar.
3. Picar finamente el diente de ajo y saltearlo en el aceite de oliva a fuego lento.
4. Triturar con una batidora el perejil, el parmesano, el pan rallado y el ajo junto con el aceite.
5. Debe quedar una masa untable (pasta).
6. Sazonar al gusto con sal y pimienta.
7.
8. Enjuague las rodajas de berenjena y séquelas.
9. Ahora unte cada rodaja con aproximadamente 2 cucharadita de la pasta.
10. Corte la bola de mozzarella en tiras de aproximadamente 1-5 cm de

grosor y colóquelas sobre las rodajas de berenjena.

11.   Enrolle y coloque en los pinchos.

12.   Asar los rollos, dándoles la vuelta, hasta que estén dorados.

Tomate - Mozzarella - Pan

Ingredientes
- 2 manojo de albahaca
- un poco de mantequilla de hierbas
- 2 diente(s) de ajo, exprimido(s)

- 2 baguette(s) o chapata para hornear
- 4 tomate(s) grande(s)
- 4 cucharadas de mozzarella

Preparación

1. Corta la baguette, úntala con la mantequilla de hierbas y pon un poco de ajo en cada rebanada.

2. Corta los tomates y la mozzarella en rodajas finas.

3. Para cada rebanada de pan, arrancar una hoja de albahaca del manojo.

4. En cada rebanada de pan, coloque una o dos rodajas de tomate, una hoja de albahaca y dos rodajas de mozzarella encima.

5. Coloca los panes en el grill (o bajo el grill del horno hasta que el queso empiece a derretirse ligeramente.

Asado Al Espeto

Ingredientes

4dientes de ajo
|Sal y pimienta
|Pimienta en polvo

4|Cuello o lomo de cerdo o
|carne de vacuno (costilla o lomo)
4cebollas

Preparación

1. En primer lugar hay que marinar la carne, aproximadamente medio día.

2. Puedes elegir la carne a tu gusto.

3. Más o menos grasa, tú decides.

4. Carne de vaca o de cerdo - todo vale. Yo prefiero el lomo de cerdo.

5. Es importante que las piezas estén bien colgadas y con un corte grueso.

6. Con lóbulos finos no será un asado.

7. Los trozos pueden tener hasta 5-10 cm de grosor.

8. De una pieza pueden comer varias personas.

9. Para el escabechado, se cortan muchas cebollas en aros y se sazonan en un bol grande con abundante sal y algo de pimienta.

10. A esto se añade el ajo finamente picado.

11. Amasar enérgicamente las cebollas sazonadas con las manos.

12. Gracias a la sal, las esencias salen de las cebollas en forma de líquido y pasan a la carne.

13.   Si quieres, también puedes hacer pequeños nidos de cebolla en la carne.

14.   Procura que la carne quede bien cubierta de cebollas.

15.   Tapar y poner en un lugar fresco. Dejar marinar durante al menos 10 a 15 horas.

16.   Entre medias, amasar de vez en cuando, esto da el sabor.

17.   Antes de asar la carne, retire las cebollas y ase en una parrilla caliente sobre un fuego ligero de madera de haya.

18.   No use carbón, y no dude en dejar que algunas llamas lleguen a la carne.

19.   Como alternativa, el carbón vegetal o el horno funcionarán.

20. Pero el sabor no se puede comparar.

21. Debería utilizar una parrilla giratoria.

22. La rejilla móvil ahorra giros frecuentes.

23. Para asar se hace un fuego de madera de haya bajo la parrilla (original con sabor original).

24. Cuando la carne muestre jugos en la parte superior, gire.

25. La rejilla debe girarse siempre para que no se queme nada.

26. Si el segundo lado también tiene jugos, entonces el asado está en su punto, unos minutos después.

27. Recomiendo pan y una ensalada de rábanos con un poco de crema.

28. Por cierto, los verdaderos fanáticos del asado también se comen las cebollas del escabeche crudas con él, pero eso es cuestión de gustos.

Verduras A La Parrilla

Ingredientes

- mucha sal y pimienta
- 2 cucharada de mezcla de especias
- 2 manojo de hierbas frescas de su elección
- 2 chorro de aceite de oliva

- 6 |Pimiento(s), rojo, amarillo, verde
- 4|Tomate(s)
- 4 Cebolla(s)
- 2 calabacín
- 2 cucharada de salsa de soja
- 2 pizca de tabasco

Preparación

1. Picar las verduras mezclarlas con las especias, las hierbas y las salsas en un bol y dejarlas marinar durante media hora.

2. A continuación, asarlas en una fuente o en una sartén para parrilla durante unos 20 minutos.

3. Se puede variar mucho, por ejemplo con las hierbas o añadir patatas, entonces es más llenador.

4. A nosotros nos gusta comerlo simplemente con un trozo de pan.

Halibut carbonizado o asadoIngredientes

- 2 puñado de tomillo fresco picado
- 2 cucharada de pimienta recién molida
- 6 cucharadas de zumo de limón

- 8 pescados (salmón o trucha), eviscerados y lavados
- 4 litros de agua
- 300 g de sal, o sal marina
- 2 puñado de perejil liso picado

Preparación

1. Prepare una salmuera con agua y todos los demás ingredientes.

2. Ponga el pescado lavado en ella durante 20 a 24 horas en la nevera. Para asar el pescado, colóquelo en las rejillas y áselo en la parrilla caliente

durante 35 a 40 minutos por cada lado dándole la vuelta varias veces.

3. El pescado no necesita más condimentos, porque la salmuera le ha dado un súper sabor.

www.ingramcontent.com/pod-product-compliance
Lightning Source LLC
Chambersburg PA
CBHW070534030426
42337CB00016B/2201